Mugtaba Alghazali
Ikhlas Abdelaziz

Variação Anatómica das Artérias Coronárias dos Sudaneses através da Angiotomografia Computorizada Cardíaca

Mugtaba Alghazali

Ikhlas Abdelaziz

Variação Anatómica das Artérias Coronárias dos Sudaneses através da Angiotomografia Computorizada Cardíaca

ScienciaScripts

Imprint
Any brand names and product names mentioned in this book are subject to trademark, brand or patent protection and are trademarks or registered trademarks of their respective holders. The use of brand names, product names, common names, trade names, product descriptions etc. even without a particular marking in this work is in no way to be construed to mean that such names may be regarded as unrestricted in respect of trademark and brand protection legislation and could thus be used by anyone.

Cover image: www.ingimage.com

This book is a translation from the original published under ISBN 978-620-2-05205-4.

Publisher:
Sciencia Scripts
is a trademark of
Dodo Books Indian Ocean Ltd. and OmniScriptum S.R.L publishing group

120 High Road, East Finchley, London, N2 9ED, United Kingdom
Str. Armeneasca 28/1, office 1, Chisinau MD-2012, Republic of Moldova, Europe
Printed at: see last page
ISBN: 978-620-7-66746-8

Índice

Dedicação

Ao meu progenitor que me abraça para sempre
Aos meus irmãos que me apoiam e me importam
Aos meus melhores amigos pelo seu apoio constante
A todos os que me ajudaram a concluir este estudo.

Agradecimentos

O meu reconhecimento e a minha gratidão, no início e no fim, são para com Deus, que nos deu o dom da mente.

A minha gratidão é extensiva à minha supervisora**, Dra. Ikhlas Abdelaziz,** pelo seu apoio e orientação, sem a sua ajuda este trabalho não poderia ter sido realizado.

A minha gratidão estende-se também aos meus colegas do Departamento de Radiologia do Hospital Especializado Alzaytouna pela sua ajuda e apoio contínuos.

Por último, os meus profundos agradecimentos e gratidão a todos os que me encorajaram a concluir esta tese.

Resumo

Este estudo descritivo e analítico teve como objetivo estudar a variação anatómica das artérias coronárias entre os sudaneses, utilizando a angiografia cardíaca por TC.

O estudo foi realizado em 87 pacientes submetidos a exame de angio-TC cardíaca, os dados foram recolhidos a partir de reconstrução 3D em fase óptima, o número de diagonais, obtuso marginal foram contabilizados. A presença de ramus intermediário e origem da artéria coronária CD foram relatados.

O estudo encontrou os seguintes resultados: 3 pacientes (3,4%) não tinham diagonal, 29 pacientes (33,3%) tinham um D, 41 pacientes (47,1%) tinham dois D, 11 pacientes (12,6%) tinham três D, 3 pacientes (3,4) tinham mais. 7 doentes (8%) não tinham OM, 21 doentes (24,1%) tinham uma OM, 36 doentes (41,4%) tinham duas OM, 22 doentes (25,3%) tinham três OM, um doente (1,1%) tinha mais. 70 pacientes (80,5%) não tinham ramo e 17 pacientes (19,5%) tinham ramo intermediário. 82 doentes (94,3%) tinham a ACD com origem na CRS e 5 doentes (5,7%) tinham origem ectópica na ACV. O estudo também encontrou correlação positiva significativa entre os achados patológicos e a presença de ramo intermediário.

O estudo concluiu que há uma grande variação no número de diagonais que surgem da descendente anterior esquerda e da marginal obtusa que surge da LCX dos sudaneses. A origem ectópica da ACD foi muito rara. E os sudaneses não são diferentes dos outros povos.

O estudo recomendou a realização de mais estudos sobre o número de ramos das artérias coronárias e a sua relação com o tamanho do coração numa grande amostra da população sudanesa.

Lista de abreviaturas

AMI : Acute Myocardial infarction

AV : Atrioventricular

CCTA : Cardiac CT Angiography

CAC : Coronary artery calcification

CAD : Coronary artery diseases

CAI : Coronary Artery Imaging

CHD : Congenital Heart Defects

CM : Contrast media

CT : Computed Tomography

D : Diagonal

ECG : Electrocardiogram

IHD : Ischemic Heart Disease

LAD : left anterior descending artery

LCA : Left Coronary artery

LCS : Left coronary sinus

LCX : left Circumflex

LMT : Left mean trunk

LMCA : Left mean coronary artery

LMT : Left mean trunk

MDCT : Multidetectors computed tomography

msec : millisecond

MI : Myocardial infarction

MPR : Multiplanar reconstruction

OM : Obtuse marginal

PDA : Persistent ductus arteriosus

RCA : Right Coronary artery

RCS : Right coronary sinus

SA : Sinoatrial

Capítulo 1

1.1 Introdução

O suprimento arterial do coração é fornecido pelas artérias coronárias direita e esquerda, que surgem da aorta ascendente imediatamente acima da válvula aórtica. As artérias coronárias e os seus ramos principais estão distribuídos pela superfície do coração, encontrando-se no tecido conjuntivo subepicárdico.

Ocorrem variações no fornecimento de sangue ao coração, e as variações mais comuns afectam o fornecimento de sangue à superfície diafragmática de ambos os ventrículos. Aqui, a origem, o tamanho e a distribuição da artéria interventricular posterior são variáveis. Na dominância direita, a artéria interventricular posterior é um grande ramo da artéria coronária direita. A dominância direita está presente na maioria dos indivíduos (90%). Na dominância esquerda, a artéria interventricular posterior. (Snell 2012)

A TC cardíaca emergiu como uma modalidade de imagem menos invasiva para o diagnóstico da doença arterial coronária (DAC) e é frequentemente utilizada para evitar a angiografia coronária em doentes de risco baixo e intermédio, em particular. Melhorias contínuas na tecnologia de detectores de TC e na resolução temporal (velocidade) e espacial (cortes finos) resultaram em resultados clínicos com TC cardíaca que são semelhantes aos obtidos com a angiografia coronária por cateter convencional.(Lois. 2011).

1.2 Declaração do problema

A utilização generalizada de novas técnicas de diagnóstico por imagem e o desenvolvimento de tratamentos não agressivos, o conhecimento da anatomia normal das artérias coronárias e das suas variações é essencial.

O estudo tenta explicar qual a percentagem da prevalência da variação anatómica nas populações sudanesas

1.3   **Objetivo**

3.1   Objetivo geral

Estudar a variação anatómica das artérias coronárias entre os sudaneses.

3.2   Objetivo específico

Identificar o tipo de variação anatómica entre os sudaneses.

Correlacionar a variação anatómica com os achados patológicos.

1.4   **Justificações**

A angiografia coronária por tomografia computorizada (angio-TC) tornou-se uma modalidade não invasiva cada vez mais importante no diagnóstico das doenças das artérias coronárias. A interpretação correcta da angio-TC coronária exige que o técnico de radiologia e o radiologista estejam familiarizados com a anatomia normal e as variantes anatómicas das diferentes populações.

1.5   **Significativo do estudo**

Este estudo foi um índice de referência para a variação anatómica da artéria coronária na população sudanesa.

1.6   **síntese do estudo**

Capítulo I: é uma introdução, a exposição do problema e os objectivos do estudo.

Capítulo 2: inclui uma revisão exaustiva da literatura académica relativa aos estudos anteriores.

Capítulo três: trata da metodologia, onde se apresenta um esboço do material e dos métodos utilizados para obter os dados neste estudo, bem como o método de abordagem da análise.

Capítulo quatro: apresentação dos resultados

Capítulo 5: inclui a discussão dos resultados, a conclusão e a recomendação, seguida das referências e dos anexos.

Capítulo 2

Revisões da literatura

2.1 Anatomia do coração

2.1.1 Marcos superficiais

O coração é um órgão muscular oco, com quatro câmaras, localizado no mediastino médio. Tem aproximadamente o tamanho de um grande punho fechado e está situado obliquamente no tórax, com um terço da sua massa à direita do plano mediano e dois terços à esquerda. O coração pode ser descrito como tendo uma forma aproximadamente trapezoidal. As relações superficiais do coração incluem a base, o ápice, três superfícies (esternocostal, diafragmática e pulmonar) e quatro bordas (direita, inferior, esquerda e superior). (Kelley, el. 2007)

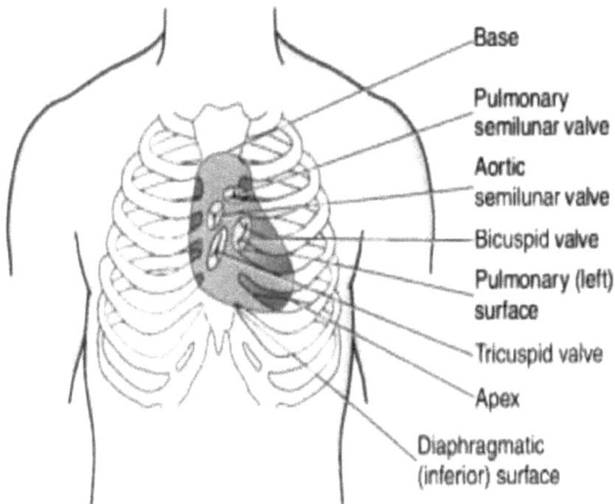

Fig (2.1): mostra os pontos de referência superficiais

2.1.2 Coração Parede e câmaras

As paredes do coração são constituídas por três camadas: epicárdio, a fina camada exterior que está em contacto com o pericárdio; miocárdio, a espessa camada intermédia constituída por um forte músculo cardíaco; e endocárdio, a fina camada endotelial que reveste a superfície interna. A camada endotelial também reveste as válvulas do coração e é contínua com o revestimento interno dos vasos sanguíneos.

O coração está dividido em quatro câmaras: as aurículas direita e esquerda e os ventrículos direito e esquerdo. As duas câmaras colectoras superiores, denominadas aurículas, estão divididas pelo septo interauricular. Durante o desenvolvimento embrionário, existe uma abertura oval no interior do septo interauricular, denominada forame oval. Esta abertura permite o fluxo sanguíneo entre os átrios direito e esquerdo durante o desenvolvimento pulmonar do feto. No nascimento, o forame oval fecha-se, deixando uma pequena depressão na parede septal, denominada fossa oval, no coração adulto. As duas câmaras inferiores de bombeamento, chamadas ventrículos, são divididas pelo septo interventricular. (Kelley, el. 2007)

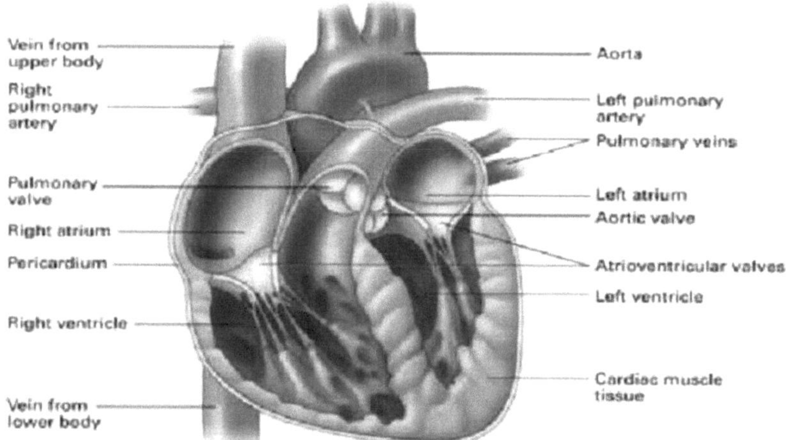

A Fig. 2.2 mostra as champanheiras cardíacas e a sua parede (husmann et al 2008)

2.1.3 Suprimento arterial do coração

O suprimento arterial do coração é fornecido pelas artérias coronárias direita e esquerda, que surgem da aorta ascendente imediatamente acima da válvula aórtica. As artérias coronárias e os seus ramos principais estão distribuídos pela superfície do coração, encontrando-se no tecido conjuntivo subepicárdico. (Snell 2012)

A artéria coronária direita nasce na base ou raiz da aorta (seio aórtico direito) e passa anteriormente entre o tronco pulmonar e a aurícula direita para descer no sulco coronário (atrioventricular). Ao atingir a superfície diafragmática, dá origem a um ramo marginal direito que se dirige para o ápice do coração. A artéria coronária direita vira-se então para a esquerda e entra no sulco interventricular posterior, onde dá origem ao ramo interventricular posterior (artéria descendente posterior). O ramo interventricular posterior continua a descer ao longo do sulco interventricular em direção ao ápex, onde se anastomosa com a artéria descendente anterior esquerda da artéria coronária esquerda. A artéria coronária direita e seus ramos suprem o átrio direito, o ventrículo direito, o septo interventricular e os nódulos sinoatrial (SA) e atrioventricular (AV). Também supre uma porção do átrio e do ventrículo esquerdos. (Snell 2012)

A artéria coronária esquerda nasce do seio aórtico esquerdo e passa à esquerda entre o tronco pulmonar e o átrio esquerdo para alcançar o sulco coronário. Logo após atingir o sulco coronário, a artéria coronária esquerda divide-se nas artérias circunflexa e descendente anterior esquerda (interventricular). A artéria circunflexa serpenteia ao redor da borda esquerda do coração até a superfície posterior, onde dá origem à artéria marginal esquerda. A artéria descendente anterior esquerda (DAE) desce no sulco interventricular anterior em direção ao ápice do coração, onde atinge a superfície diafragmática para se anastomosar com a artéria descendente posterior. A artéria coronária esquerda e seus ramos irrigam o septo interventricular, incluindo os feixes AV, e a maior parte do ventrículo e átrio esquerdos. (Snell 2012)

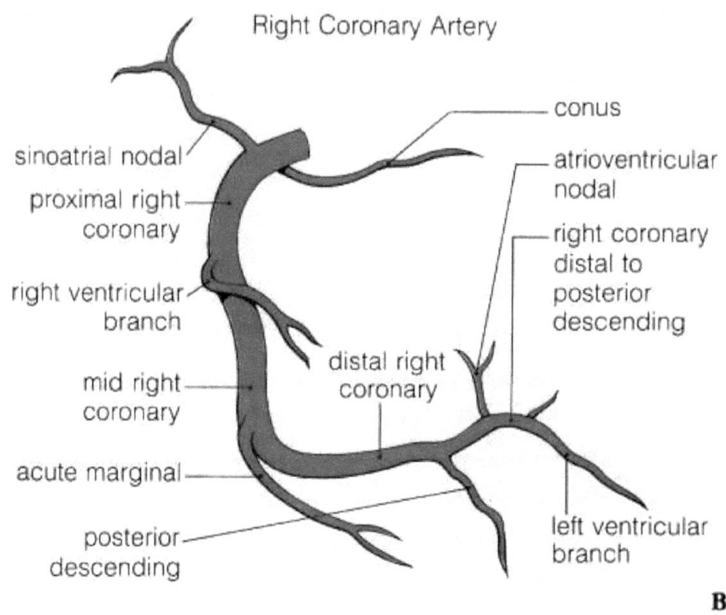

A figura (2.3) mostra a artéria coronária direita (choen R et al 2014).

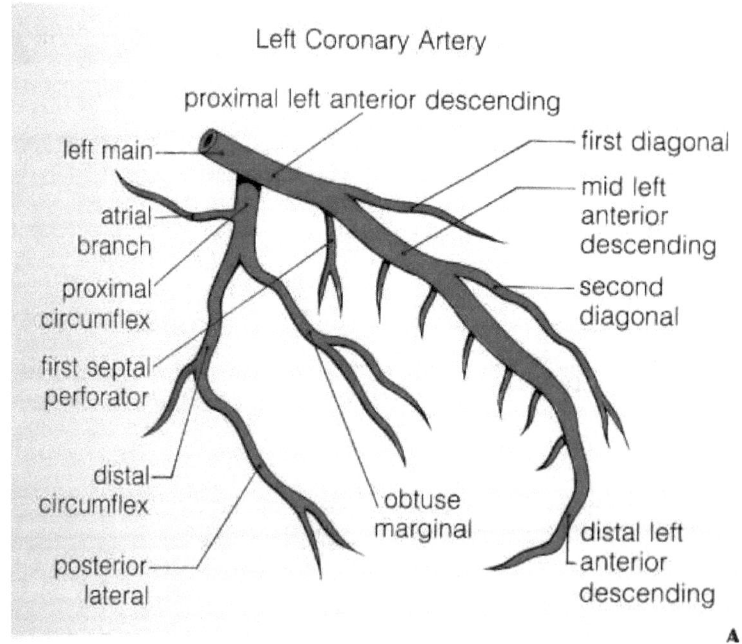

A figura (2.4) mostra a artéria coronária esquerda (choen R et al 2014).

2.1.4 Drenagem venosa do coração

A maior parte do sangue da parede do coração drena para a aurícula direita através do seio coronário, que se situa na parte posterior do sulco atrioventricular e é uma continuação da grande veia cardíaca. Abre-se na aurícula direita à esquerda da veia cava inferior. As veias cardíacas pequena e média são tributárias do seio coronário. O resto do sangue é devolvido à aurícula direita pela veia cardíaca anterior e por pequenas veias que se abrem diretamente nas câmaras cardíacas. (Snell 2012)

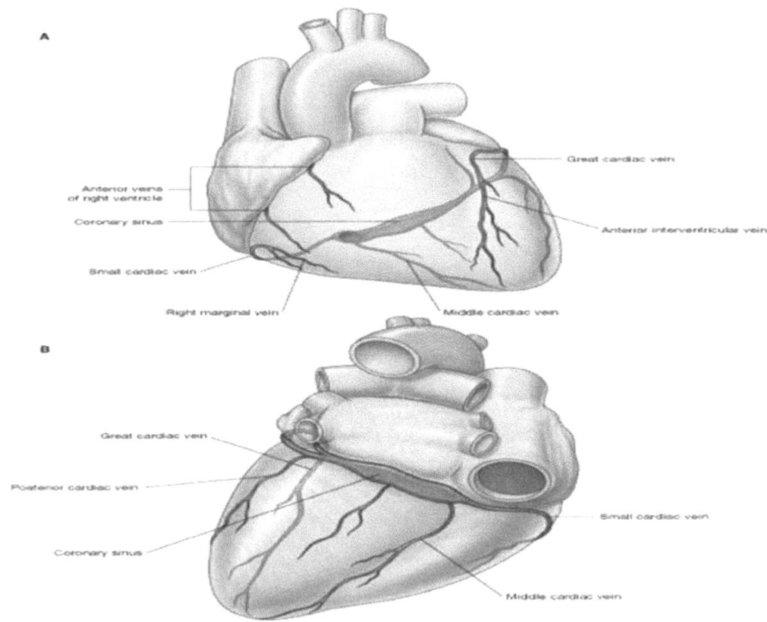

A fig. 2.5 mostra a drenagem venosa do coração

2.2 Fisiologia do coração

2.2.1 Alimentação nervosa do coração

O coração é inervado por fibras simpáticas e parassimpáticas do sistema nervoso autónomo através dos plexos cardíacos situados abaixo do arco da aorta. O suprimento simpático surge das porções cervical e torácica superior dos troncos simpáticos, e o suprimento parassimpático vem dos nervos vagos. (Stanfield, et al .2009) As fibras simpáticas pós-ganglionares terminam nos nódulos sinuatrial e atrioventricular, nas fibras musculares cardíacas e nas artérias coronárias. A ativação destes nervos resulta em aceleração cardíaca, aumento da força de contração do músculo cardíaco e dilatação das artérias coronárias.

As fibras parassimpáticas pós-ganglionares terminam nos nódulos sinuatrial e atrioventricular e nas artérias coronárias. A ativação dos nervos parassimpáticos resulta numa redução da frequência e da força de contração do coração e numa constrição das artérias coronárias. (Stanfield, et al .2009)

As fibras aferentes que correm com os nervos simpáticos transportam impulsos nervosos que normalmente não chegam à consciência. No entanto, se o fornecimento de sangue ao miocárdio for afetado, os impulsos de dor chegam à consciência através desta via. As fibras aferentes que correm com os nervos vagos participam nos reflexos cardiovasculares. (Stanfield, el .2009)

2.2.2 Ação do coração

O coração é uma bomba muscular. A série de alterações que ocorrem no seu interior à medida que se enche de sangue e se esvazia é designada por ciclo cardíaco. O coração normal bate 70 a 90 vezes por minuto no adulto em repouso e 130 a 150 vezes por minuto no recém-nascido. (Stanfield, et al .2009)

O sangue regressa continuamente ao coração; durante a sístole ventricular (contração), quando as válvulas atrioventriculares estão fechadas, o sangue é temporariamente acomodado nas grandes veias e nas aurículas. Quando ocorre a diástole ventricular (relaxamento), as válvulas atrioventriculares abrem-se e o sangue flui passivamente das aurículas para os ventrículos. Quando os ventrículos estão quase cheios, a sístole atrial ocorre e força o restante do sangue dos átrios para os ventrículos. O nódulo sinuatrial inicia a onda de contração nos átrios, que começa em torno das aberturas das grandes veias e ordenha o sangue em direção aos ventrículos. Desta forma, o sangue não reflui para as veias.

O impulso cardíaco, tendo atingido o nódulo atrioventricular, é conduzido aos músculos papilares pelo feixe atrioventricular e seus ramos. Os músculos papilares começam então a contrair-se e a absorver a folga das cordas tendinosas. Entretanto, os ventrículos começam a contrair-se e as válvulas atrioventriculares fecham-se. A propagação do impulso cardíaco ao longo do feixe atrioventricular e dos seus ramos terminais, incluindo as fibras de Purkinje, assegura que a contração do miocárdio ocorre quase ao mesmo tempo em todos os ventrículos. (Stanfield, et al .2009)

Quando a pressão sanguínea intraventricular ultrapassa a pressão presente nas grandes artérias (aorta e tronco pulmonar), as cúspides das válvulas semilunares são afastadas e o sangue é ejectado do coração. No final da sístole ventricular, o sangue começa a mover-se de volta para os ventrículos e preenche imediatamente as bolsas das válvulas semilunares. As cúspides flutuam em aposição e fecham completamente os orifícios aórtico e pulmonar. (Stanfield, et al .2009)

2.2.3 Sistema de condução do coração

O coração normal contrai-se ritmicamente a cerca de 70 a 90 batimentos por minuto no adulto em repouso. O processo contrátil rítmico tem origem espontânea no sistema de condução e o impulso viaja para diferentes regiões do coração, de modo que os átrios se contraem primeiro e em conjunto, para serem seguidos mais tarde pelas contracções de ambos os ventrículos em conjunto. O ligeiro atraso na passagem do impulso das aurículas para os ventrículos permite que as aurículas esvaziem o sangue para os ventrículos antes de estes se contraírem. (Stanfield, et al .2009)

O sistema condutor do coração é constituído por músculo cardíaco especializado presente no nódulo sinuatrial, no nódulo atrioventricular, no feixe atrioventricular e nos seus ramos terminais direito e esquerdo, e no plexo subendocárdico de fibras de Purkinje (fibras musculares cardíacas especializadas que formam o sistema condutor do coração). (Stanfield, et al .2009)

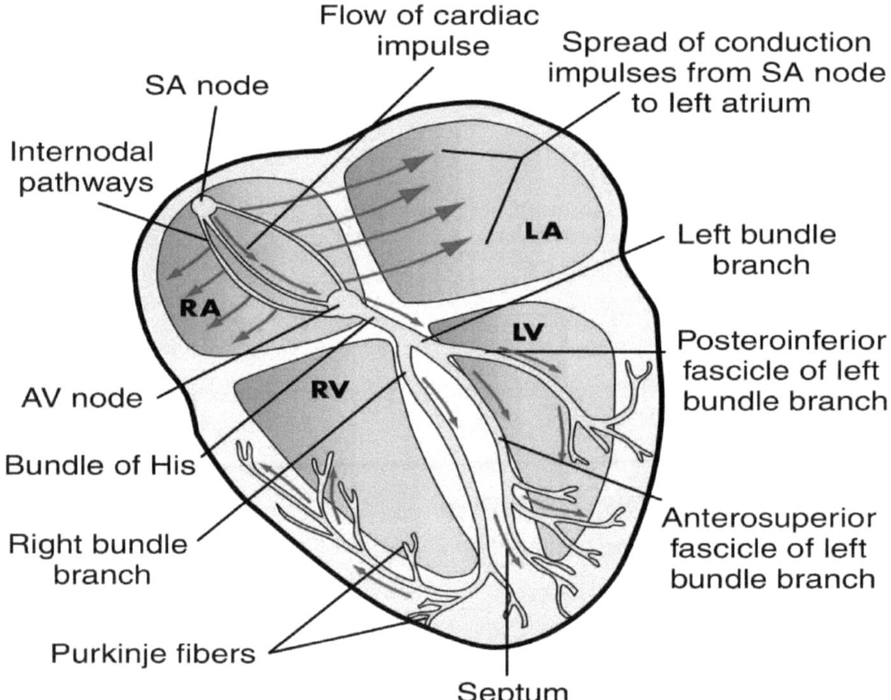

A figura (2.6) mostra o nervo que conduz o coração (Aeboah, et al 2014)

2.3 Patologia do coração

2.3.1Anomalias congénitas do coração e dos grandes vasos

O desenvolvimento complexo do coração e das artérias principais explica a multiplicidade de anomalias congénitas que podem afetar estas estruturas, isoladamente ou em conjunto. (Huxley RR et al , 2011).

A dextro-rotação do coração significa que este órgão e os seus vasos emergentes se encontram como uma imagem em espelho da anatomia normal. Pode estar associada à inversão de todos os órgãos intra-abdominais. (Huxley RR et al , 2011).

Defeitos septais À nascença, o septum primum e o septum secundum são forçados a unir-se, fechando a válvula do forame oval. A fusão ocorre normalmente cerca de 3 meses após o nascimento. Em cerca de 10% dos indivíduos, esta fusão pode ser incompleta.

A estenose pulmonar congénita pode afetar o tronco da artéria pulmonar, a sua válvula ou o infundíbulo do ventrículo direito. Se a estenose ocorrer em conjunto com um defeito septal, a hipertrofia compensatória do ventrículo direito (desenvolvida para forçar o sangue através da obstrução pulmonar) desenvolve uma pressão suficientemente elevada para desviar o sangue através do defeito para o coração esquerdo; esta mistura do sangue desoxigenado do coração direito com o sangue oxigenado do lado esquerdo resulta na cianose da criança à nascença. (Huxley RR et al , 2011).

A persistência do canal arterial é um defeito congénito relativamente comum. Se não for corrigido, causa hipertrofia progressiva do coração esquerdo e hipertensão pulmonar. (Huxley RR et al , 2011).

Pensa-se que a coartação da aorta se deve a uma anomalia do processo obliterativo que normalmente oclui o canal arterial. Pode haver uma obstrução extensa da aorta desde a artéria subclávia esquerda até ao ducto, que está amplamente patente e mantém a circulação nas partes inferiores do corpo; muitas vezes há vários outros defeitos e, frequentemente, as crianças afectadas morrem numa idade precoce. Mais frequentemente, há um segmento curto envolvido na região do ligamento arterioso ou do ducto ainda patente. Fig (2.7) (Huxley RR et al , 2011).

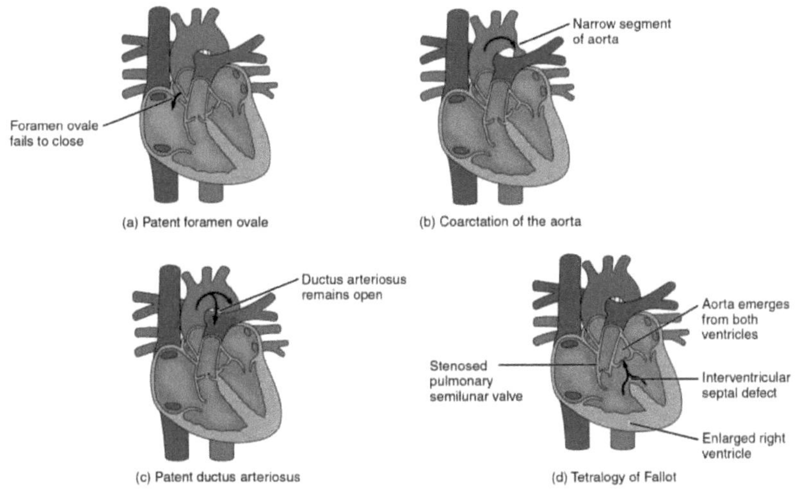

A figura (2.7) mostra as Cardiopatias Congénitas (Huxley RR et al , 2011).

2.3.2 Doenças das artérias coronárias (DAC)

A doença arterial coronária (DAC), também conhecida como doença isquémica do coração (DIC), é um grupo de doenças que inclui: angina estável, angina instável, enfarte do miocárdio e morte súbita cardíaca. Faz parte do grupo de doenças cardiovasculares, sendo o tipo mais comum. Um sintoma comum é a dor ou o desconforto no peito, que pode deslocar-se para o ombro, braço, costas, pescoço ou maxilar. Ocasionalmente, pode parecer azia. Normalmente, os sintomas ocorrem com o exercício ou com o stress emocional, duram menos de alguns minutos e melhoram com o repouso. Também pode ocorrer falta de ar e, por vezes, não há sintomas. Ocasionalmente, o primeiro sinal é um ataque cardíaco. Outras complicações incluem insuficiência cardíaca ou batimentos cardíacos irregulares. (HuxleyRR etal,2011).

A angina de peito, vulgarmente conhecida como angina, é a sensação de dor, pressão ou aperto no peito, muitas vezes devida à falta de fluxo sanguíneo suficiente para o músculo cardíaco em resultado da obstrução ou espasmo das artérias coronárias. Embora a angina de peito possa ocorrer devido a anemia, ritmos cardíacos anormais e insuficiência cardíaca, a sua principal causa é a doença arterial coronária, um processo aterosclerótico que afecta as artérias que alimentam o coração. (HuxleyRR et al,2011).

O enfarte do miocárdio (IM) ou enfarte agudo do miocárdio (IAM), vulgarmente conhecido como ataque cardíaco, ocorre quando o fluxo sanguíneo pára numa parte do coração, causando danos no músculo cardíaco. O mecanismo de um enfarte do miocárdio envolve frequentemente o bloqueio completo de uma artéria coronária causado pela rutura de uma placa aterosclerótica.

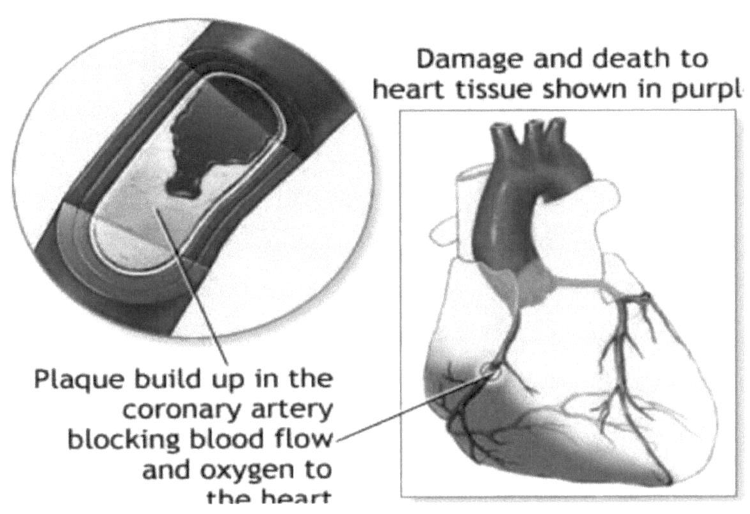

A figura (2.8) mostra um enfarte do miocárdio

2.4 Angiografia por tomografia computorizada cardíaca (CCTA)

Existem dois tipos gerais de aplicações cardíacas: calcificação da artéria coronária e imagiologia da artéria coronária. Em rigor, os exames de calcificação das artérias coronárias pertencem à categoria de rastreio, uma vez que envolvem geralmente o rastreio de doentes assintomáticos. (Hsieh. 2009)

2.4.1 Calcificação das artérias coronárias (CAC)

A quantidade de cálcio presente nas artérias pode ser um indicador importante de doença arterial coronária e, por conseguinte, do risco de ataque cardíaco. Em estudos recentes, a capacidade preditiva negativa do CAC demonstrou ser valiosa - ou seja, a ausência de calcificação das artérias é um bom indicador de uma baixa probabilidade de um evento coronário. A presença de cálcio é a natureza da aterosclerose: um processo crónico de lesão e cicatrização das paredes dos vasos sanguíneos. Parte do processo de cicatrização envolve a deposição de cálcio na área lesionada. (Hsieh. 2009).

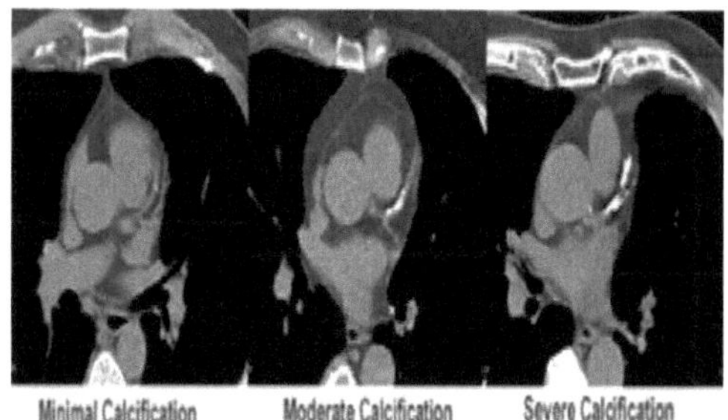

A Fig (2.9) mostra o grau de calcificação na ADA

2.4.2 Imagiologia das artérias coronárias (CAI)

O objetivo do CAI é visualizar a estrutura vascular do coração, o que permite aos médicos detetar estenoses (estreitamento de um vaso) e placas. Pode também permitir aos médicos examinar o movimento dinâmico dos músculos e detetar anomalias. Este tipo de exame é normalmente efectuado com injeção de contraste. De um ponto de vista puramente tecnológico, os requisitos de desempenho do scanner para o CAI são superiores aos do CAC por duas razões. Para visualizar o estreitamento de um pequeno vaso, os exames de TC devem não só congelar o movimento cardíaco (o que requer uma maior resolução temporal), mas também representar com exatidão o tamanho do vaso (o que requer uma maior resolução espacial). Para o rastreio de calcificação, a capacidade do scanner para congelar o movimento cardíaco é menos importante porque os resultados são calculados numa pequena região. (Hsieh. 2009)

2.4.3 Aquisição e reconstrução de dados

2.4.3.1 Gating de ECG

Para reduzir o impacto do movimento cardíaco na CAI, a aquisição de dados baseia-se normalmente em sinais de ECG para indicar a fase do coração. Um ciclo cardíaco tem duas fases em que o movimento do coração é relativamente pequeno: as fases sistólica final e diastólica final. Durante estas fases, o coração passa por períodos quiescentes de movimento cardíaco quando os artefactos e a degradação relacionados podem ser minimizados. Num traçado de ECG, a fase diastólica média corresponde geralmente a uma região entre 70 e 75% do intervalo R-R, e a fase sistólica final situa-se entre 30 e 35% do intervalo R-R. (Loise 2011)

As duas técnicas que tentam minimizar o movimento cardíaco no estudo, seleccionando (ou adquirindo) imagens durante segmentos cardíacos com movimento cardíaco relativamente lento, são designadas por ativação de ECG prospetivo e gating de ECG retrospetivo. O gating de ECG prospetivo, também conhecido como varrimento sequencial ou em modo cine, procura identificar as áreas de menor movimento cardíaco e adquirir imagens apenas nessas partes do ciclo cardíaco, o que minimiza a exposição à radiação. Os métodos de gating retrospetivo adquirem imagens ao longo do ciclo cardíaco enquanto o ECG do doente é registado. As imagens são posteriormente reconstruídas para criar conjuntos de imagens em qualquer fase desejada do ciclo cardíaco. (Loise 2011) Fig (2.10)

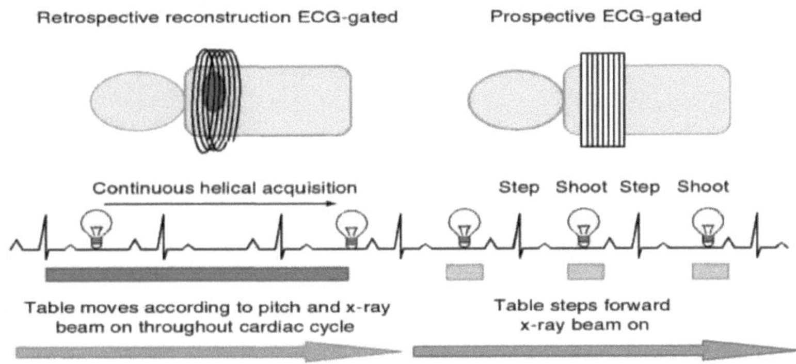

A figura (2.10) mostra o tipo de ECG Gated

2.4.3.2 Melhoria da resolução temporal

A resolução temporal é definida como o período de tempo necessário para obter uma imagem de um objeto. Para obter imagens de uma estrutura em movimento com um elevado grau de resolução temporal, ou seja, sem artefactos de movimento, é necessário adquirir a imagem mais rapidamente do que a estrutura se está a mover. Na imagiologia, o padrão de ouro para a resolução temporal foi estabelecido pela angiografia convencional, que tem uma resolução temporal de cerca de 20 mseg. Ao considerar os scanners de TCMD, os parâmetros que afectam a resolução temporal são a velocidade de rotação da gantry, o pitch e a capacidade de adquirir dados de imagem de forma segmentada. A tecnologia atual permite tempos de rotação da gantry tão baixos como 0,33 segundos. A velocidade de rotação da gantry é limitada pelas forças g produzidas pela gantry rotativa sobre o tubo de raios X; por exemplo, a uma velocidade de rotação de 0,5 s excede 10 g. (Loise 2011)

Não é necessário utilizar os dados adquiridos numa rotação completa de 360 graus para reconstruir uma imagem do coração. Por conseguinte, num método designado por segmentação do exame, os scanners MDCT de fonte única utilizam os dados adquiridos numa rotação de 180 graus (exame em U). Utilizando uma técnica de varrimento em U, é adquirido o dobro dos dados de imagem durante uma rotação completa ou 360 graus. Este método permite uma digitalização mais rápida, melhorando a resolução temporal para 165 mseg num scanner de fonte única. Quando a gantry do scanner roda 360 graus em 0,33 segundos, a resolução temporal da digitalização é de 330 mseg, que é reduzida para 33 mseg quando a reconstrução do ECG divide o ciclo cardíaco em 10 segmentos do intervalo R-R, aproximando-se da resolução temporal da angiografia convencional. (Loise .2011)

2.4.3.3 Melhoria da resolução espacial

Embora tenha sido dada muita atenção ao aspeto da resolução temporal da imagiologia cardíaca, a resolução espacial desempenha um papel igualmente importante na IAC. Muitas aplicações requerem estimativas da percentagem de estenose em vasos relativamente pequenos de 2 mm ou menos de diâmetro. Para diferenciar entre uma estenose de 25%, 50% e 75%, o sistema deve ser capaz de resolver estruturas mais pequenas do que 0,5 mm. A resolução espacial desempenha um papel importante na redução dos artefactos de blooming quando são captados objectos com elevado contraste. (Hsieh. 2009)

2.4.4 Artefacto

2.4.4.1 Artefactos da escada

Os artefactos de degrau estão associados à variabilidade da frequência cardíaca. Com frequências cardíacas irregulares, podem ocorrer erros de registo de fase quando são utilizados dados de diferentes fases cardíacas para a reconstrução. Uma aparência de degrau resulta dos dados reconstruídos a partir de diferentes fases cardíacas. Os bloqueadores beta são úteis para reduzir a variabilidade da frequência cardíaca e evitar artefactos de degrau. Fig (2.11) (Kitagawa k , et al 2009).

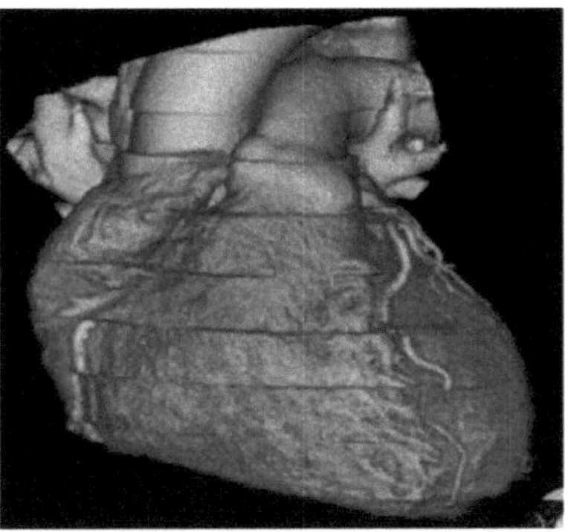

A figura (2.11) mostra o artefacto Stairstep

2.4.4.2 Artefactos de movimento das artérias coronárias

Os artefactos de movimento das artérias coronárias resultam na desfocagem da imagem. A artéria coronária direita é frequentemente a mais afetada pelo artefacto de movimento. O movimento pode ser minimizado através da reconstrução dos dados durante uma fase em que o movimento é mínimo. (Kitagawa k , et al 2009).

2.4.4.3 Artefactos de riscas

Podem ser observados artefactos de traços devido ao endurecimento do feixe secundário a clips metálicos. Os artefactos de traços na veia cava superior e na aurícula direita devido ao contraste denso podem limitar a avaliação da artéria coronária direita. Isto pode ser atenuado pela utilização de um bólus de soro fisiológico. No entanto, um bolus chaser salino pode resultar numa opacificação deficiente do contraste do lúmen do coração direito, o que pode limitar a avaliação morfológica e funcional. Os protocolos que utilizam uma mistura de soro fisiológico e contraste são úteis para manter a opacificação do coração direito sem artefactos de traços. (Chobanian CP , et al 2003).

2.4.4.4 Artefactos florescentes

Os artefactos de blooming podem fazer com que pequenas estruturas de alto contraste, como stents e cálcio, pareçam maiores do que são. Os filtros de kernel com realce de bordos podem diminuir os artefactos de blooming e podem ser úteis para avaliar o lúmen de um stent, embora o ruído da imagem aumente. (Kitagawa k , et al 2009).

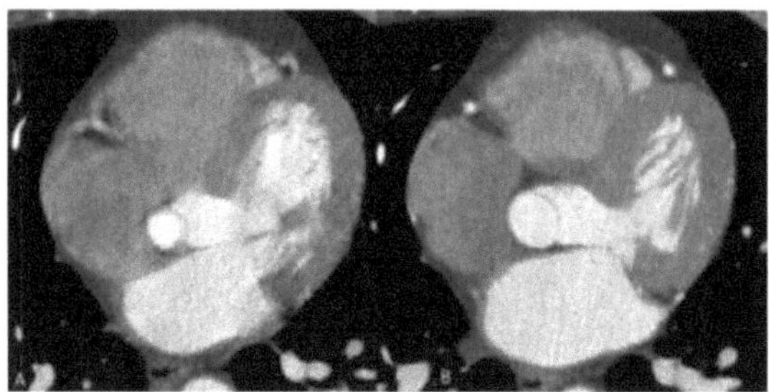

A figura (2.12) mostra um artefacto de movimento coronário

Imagens axiais de TC reconstruídas a 90% (A) e 70% (B) do intervalo R-R demonstram a importância da obtenção de imagens durante a fase de menor movimento cardíaco (Kitagawa k, et al 2009).

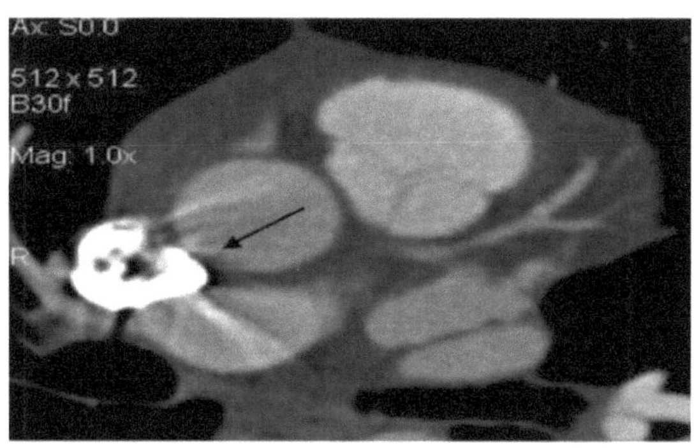

A figura (2.13) mostra um artefacto de estrias

A imagem de TC de reconstrução multiplanar (MPR) demonstra um artefacto de traço na veia cava superior em resultado da administração de CM sem limpeza NS (Kitagawa k, et al 2009).

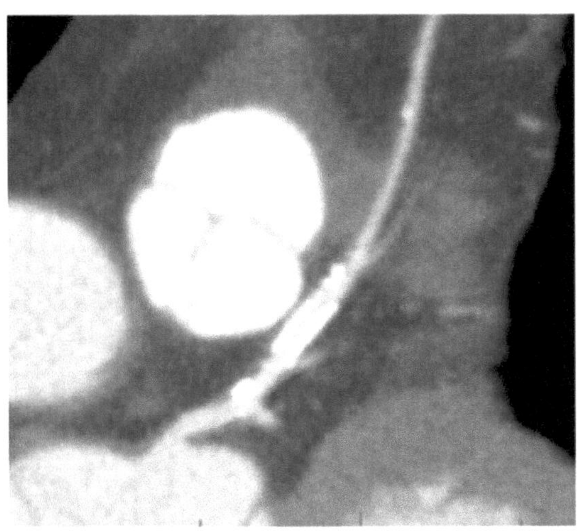

A figura (2.14) mostra o artefacto de blooming

A imagem de TC de reconstrução multiplanar em curva (MPR) demonstra um artefacto de blooming de um stent da artéria descendente anterior esquerda (LAD). O lúmen do stent é mal visualizado devido a este artefacto (Kitagawa k, et al 2009).

2.5 Estudos anteriores

Sherif Fathy Abdelrahman, Mohamed Ali Salem ...et al. Variantes das artérias coronárias e anomalias congénitas; utilizando TCMD em 100 da população egípcia. Em 2015, verificaram que 31% tinham uma diagonal proveniente da DAE, 47,3% tinham duas diagonais, 17,3% tinham três ramos diagonais, 4,3% tinham quatro diagonais e 0,1% tinham cinco ramos diagonais provenientes da DAE.

3,1% dos casos não tinham ramo OM, 59,9% tinham um ramo OM, 31,7% tinham dois ramos OM, 5,1% tinham três ramos OM e 0,2% tinham quatro ramos OM com origem na CLX. 70,1% não apresentavam ramo do ramo, 30,3% apresentavam um ramo do ramo e 0,9% apresentavam dois ramos provenientes do TML.

A origem anómala da artéria coronária a partir de um seio impróprio foi observada em 4 doentes (0,4%) com ACD anómala a partir do seio coronário esquerdo anterior à origem do TML.

Cengiz Erol, Mustafa Koplay, Yahya Paksoy. Avaliação da anatomia, variação e anomalias das artérias coronárias com angiografia por tomografia computorizada coronária na população turca. Em 2013, descobriram que: A ACML origina-se da SCR em 0,09-0,2% dos pacientes e a ACD origina-se da SCL em 0,03-0,5% dos pacientes.

Capítulo 3

3.1   Material

3.1.1 Máquina

Todos os exames de TC foram efectuados num aparelho de TC de 64 cortes (Aquillon 64, Toshiba Medical Systems, Tochigi, Japão) com gating retrospetivo do ECG.

3.1.2 Populações de estudo

A população deste estudo foi constituída por pacientes normais submetidos a angiografia coronária.

3.1.3 Tamanho da amostra

87 pacientes foram submetidos a angiografia coronária por tomografia computorizada.

3.2   Método

3.2.1 Técnicas

Foram injectados 80-85 ml de meio de contraste com elevada concentração de iodo com um fluxo de 5 ml/s, seguido de 20 ml de solução salina. O tempo de varrimento será determinado com a técnica automatizada de bolus tracking, colocando a região de interesse sobre a aorta descendente proximal e definindo o limiar de disparo para 180 HU. As imagens foram reconstruídas na fase óptima e transferidas para outra estação de trabalho. A reconstrução 3D foi efectuada com alta resolução e foram tomadas múltiplas vistas de modo a ter em conta o número de diagonais e o marginal obtuso. A presença de ramus intermédio e a origem das artérias coronárias ACD foram registadas.

3.2.2 Interpretações de imagens

As imagens foram interpretadas por um radiologista consultor e as imagens com bypass cirúrgico e stents foram excluídas.

3.2.3 Recolha de dados

Os dados foram recolhidos aleatoriamente, de acordo com a idade, através de folhas de recolha de dados.

Capítulo 4

Resultados

Tabela (4.1): Representa a distribuição de frequências e a percentagem do sexo

Sexo	Frequência	Percentagem
Masculino	42	48.3%
Feminino	45	51.7%
Total	87	100.0%

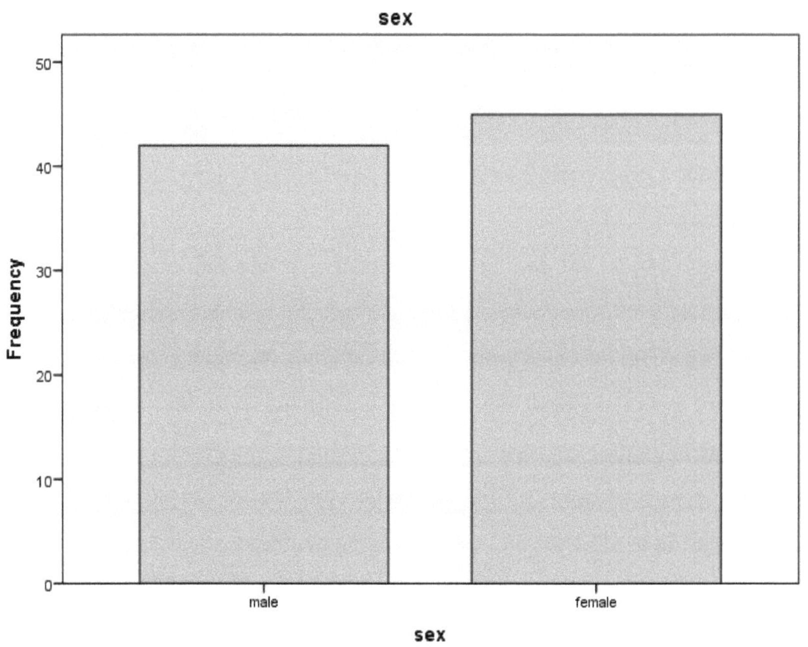

Fig(4.15) Mostra a distribuição por sexo

Tabela 4.2 Representa a distribuição de frequências e a percentagem de grupos etários

Idade	Frequência	Percentagem
40-50	19	21.8%
50-59	31	35.6%
mais de 60	37	42.5%
Total	87	100.0%

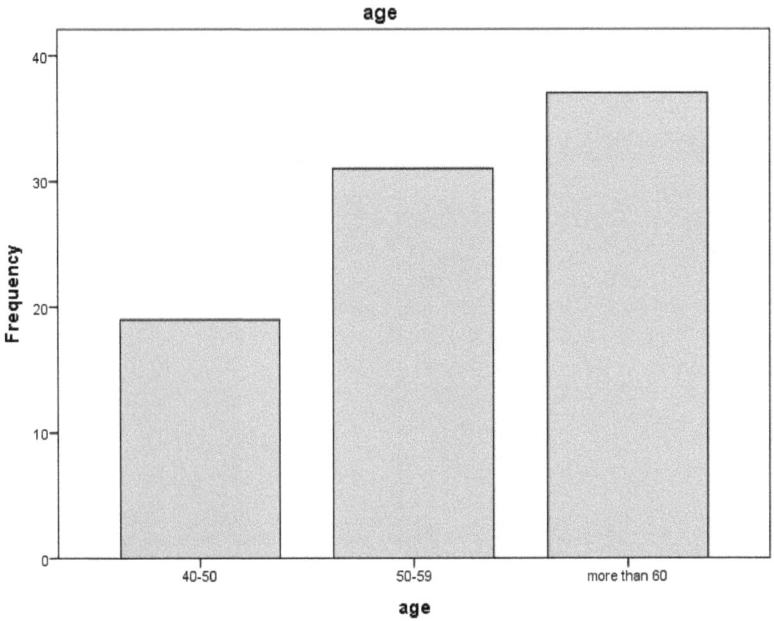

Fig 4.16 Mostra a distribuição dos grupos etários

Tabela (4.3) Representa a distribuição de frequências dos números da diagonal

	Frequência	Percentagem
Ausente	3	3.4%
Um	29	33.3%
Dois	41	47.1%
Três	11	12.6%
Mais	3	3.4%
Total	87	100.0%

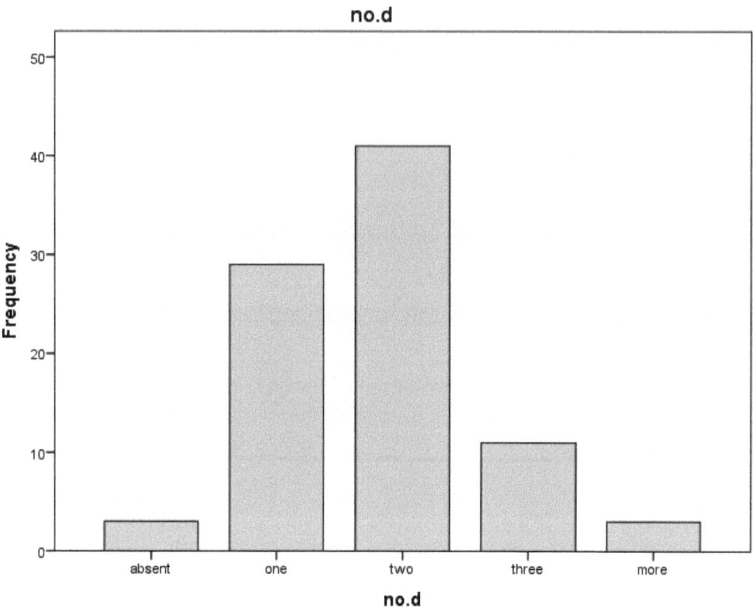

Fig (4.17) Mostra a distribuição dos números diagonais

Tabela (4.4) Representa a distribuição de frequência dos números de OMs

		Frequência	Percentagem
Válido	ausente	7	8.0%
	um	21	24.1%
	dois	36	41.4%
	três	22	25.3%
	mais	1	1.1%
	Total	87	100.0%

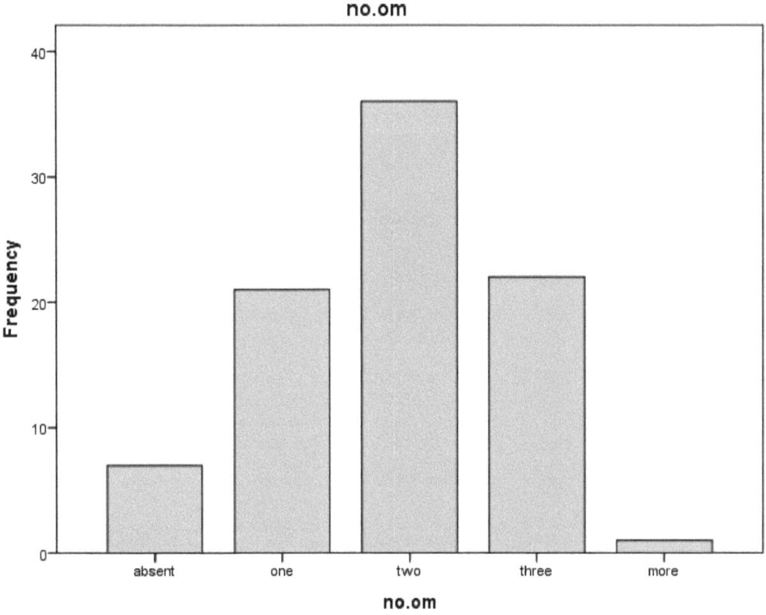

Fig (4.18) Mostra a distribuição do número de OMs

Tabela (4.5) Representa a distribuição de frequência da presença do ramo

		Frequência	Percentagem
Válido	Não	70	80.5%
	Sim	17	19.5%
	Total	87	100.0%

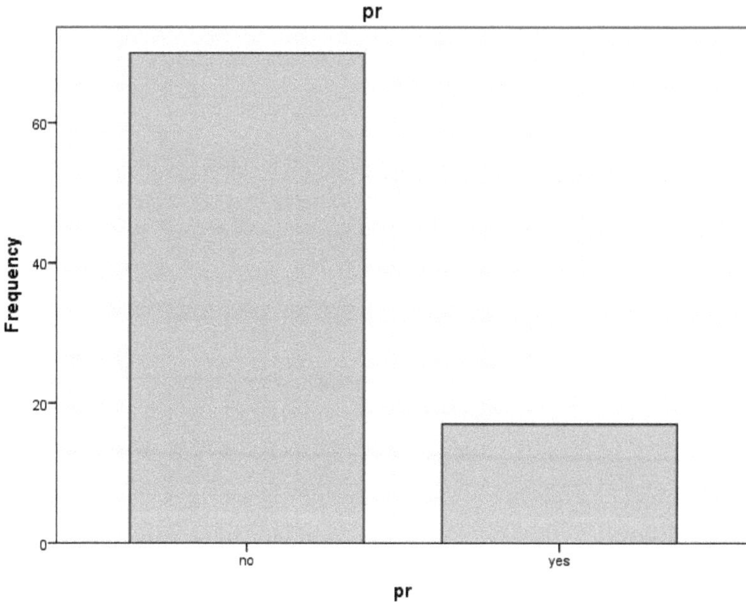

A figura (4.19) mostra a distribuição dos doentes com ramo "sim" e sem "não"

Tabela (4.6) Representa a distribuição de frequência da originação de RCA

		Frequência	Percentagem
Válido	normal	82	94.3%
	da LCA	5	5.7%
	Total	87	100.0%

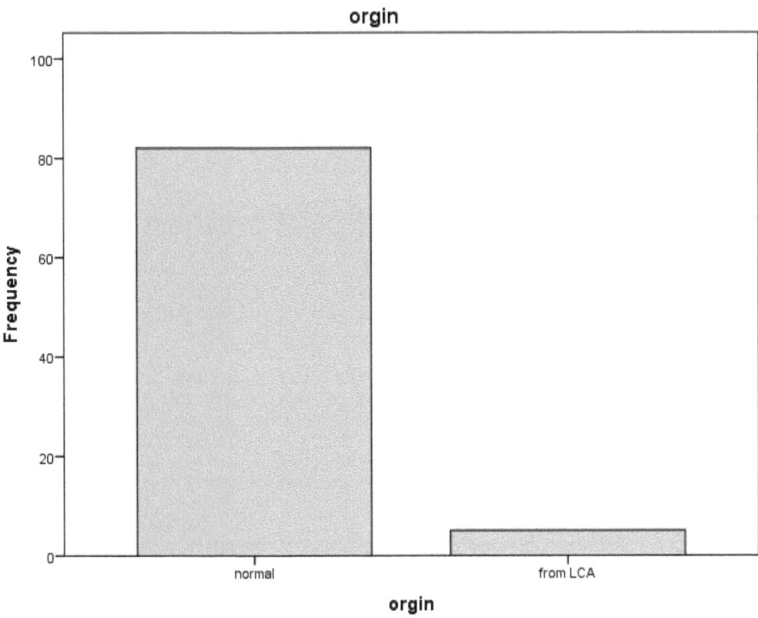

Fig (4.20) Mostra a distribuição da origem do RCA de "LCA" ou "origem normal"

Tabela (4.7) Representa a distribuição de frequência dos achados patológicos

		Frequência	Percentagem
Válido	Não	64	73.6
	Sim	23	26.4
	Total	87	100.0

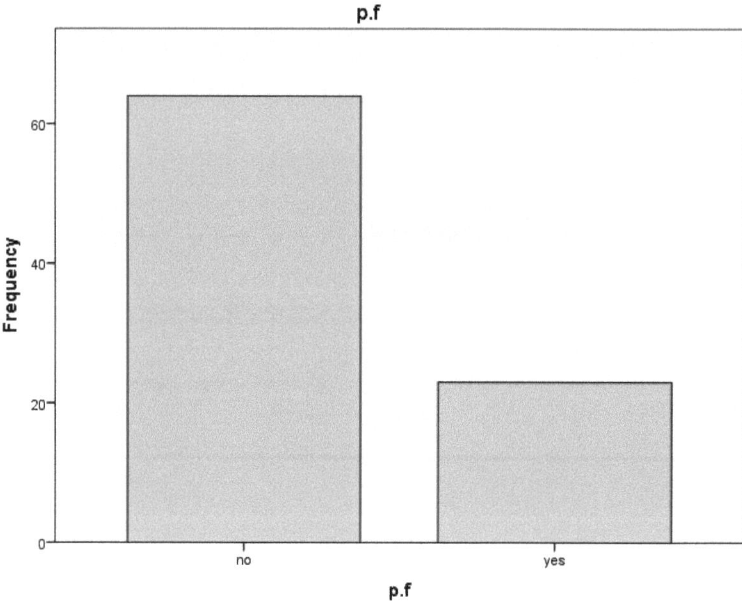

Fig (4.20) Mostra a distribuição dos doentes com achados patológicos "sim" e sem "não"

A tabela (4.8) representa as correlações dos achados patológicos com a presença de ramos

		Pr	p.f
Pr	Pearson Correlation	1	.296**
	Sig. (2-tailed)		.005
	N	87	87
p.f	Pearson Correlation	.296**	1
	Sig. (2-tailed)	.005	
	N	87	87

**. A correlação é significativa ao nível de 0,01 (bicaudal).

Capítulo 5

Discussão, conclusões e recomendações

5.1 Discussões

Tabela (4.1) e (4.2) Foram estudados 87 indivíduos. A sua idade variava entre os 40 e os 90 anos. 42 homens, que representam 48%, e 45 mulheres, que representam 51%. No entanto, a idade média não foi estatisticamente diferente entre os dois grupos. O estudo verificou que o grupo dos 40-50 anos foi o que menos realizou angio-TCV, com 21%, enquanto que o grupo com mais de 60 anos teve uma percentagem mais elevada, com 42,5%, devido ao aumento do risco de DAC com a idade, tal como referido na literatura.

A Tabela 4.3 mostra uma grande variação do número de diagonais, mas a maioria dos indivíduos tinha uma e duas diagonais, representando 33,3% e 47,1%, respetivamente, enquanto 3,4% tinham ausência de diagonal, 12,6% tinham três e 3,4% tinham mais de três ramos D provenientes da DAE. Estes resultados são semelhantes aos de Sherif Fathy Abdelrahman, Mohamed Ali Salem ...et al. em 2015, conforme mencionado em estudos anteriores.

A Tabela 4.4 mostra que 8% tinham ausência de ramo de OM, a maioria dos indivíduos tinha um, dois, três ramos de OMs provenientes do LCX, representando 24,1%, 41,4 e 25,3 respetivamente; enquanto um indivíduo tinha mais de três ramos de OMs. Os resultados do estudo não são semelhantes aos de Sherif Fathy Abdelrahman, Mohamed Ali Salem ...et al., que descobriram que a maioria dos seus grupos de estudo tinha um ramo do OM numa percentagem de 59,9%; esta incompatibilidade deve-se aos seus grandes grupos em estudo.

A tabela 4.5 do estudo mostra que 80,5% da população sudanesa estudada não tinha nenhum ramo intermédio proveniente da ACM. Estes resultados estão próximos dos resultados da população egípcia, que foi de 70,1%.

A Tabela 4.6 mostra que 94,3% tinham a ACD com origem na CRS, enquanto 5,7% tinham origem ectópica na LCA; estes semelhantes a Sherif Fathy Abdelrahman,

Mohamed Ali Salem ... et al. em 2015 e Cengiz Erol, Mustafa Koplay, Yahya Paksoy. em 2013

Além disso, o estudo encontrou uma correlação significativa dos achados patológicos com a presença de um intermediário do ramo, o que se deve ao aumento do risco de DAC com quaisquer achados de anomalias e variações, conforme mencionado na revisão da literatura. Tabela (4.8).

5.2 Conclusão

O estudo concluiu que há uma grande variação no número de diagonais que surgem da descendente anterior esquerda e da marginal obtusa que surge da LCX dos sudaneses. A origem ectópica da ACD foi muito rara. Embora os sudaneses não sejam diferentes dos outros povos.

5.3 Recomendações

Mais estudos sobre a variação anatómica da artéria coronária com uma grande amostra da população sudanesa.

Mais estudos sobre o número de ramos das artérias coronárias e a sua relação com o tamanho do coração.

Referência

Aeboah J, Erbel R, Delaney JC, Nance R, Guo M, Bertoni AG, et al. Development of a new diabetes risk prediction tool for incident coronary heart disease events: The Multi-Ethnic Study of Atherosclerosis and the Heinz Nixdorf Recall Study. *Atherosclerosis.* 2014 Aug 14. 236(2):411-417.

Cengiz et al. Avaliação da anatomia, variação e anomalias das artérias coronárias com angiografia coronária por tomografia computorizada. Anadolu Kardiyol Derg 2013; 13: 154-64)

Cohen R, Budoff M, McClelland RL, Sillau S, Burke G, Blaha M, et al. Significance of a Positive Family History for Coronary Heart Disease in Patients with a Zero Coronary Artery Calcium Score (from the Multi-Ethnic Study of Atherosclerosis). *Am J Cardiol.* 2014 Jul 30.

Huxley RR, Barzi F, Lam TH, et al. Isolated Low Levels of High- Density Lipoprotein Cholesterol Are Associated With an Increased Risk of Coronary Heart Disease: An Individual Participant Data Meta-Analysis of 23 Studies in the Asia-Pacific Region. *Circulation.* 2011 Nov 8. 124(19):2056-2064.

Hsieh J, Londt J, Vass M et al. Aquisição e reconstrução de dados step-and-shoot para tomografia computorizada de raios X cardíacos. Med Phys 2009; 33(11):4236-48.

Kitagawa K, Lardo AC, Lima JAC et al. Tomografia computorizada prospetiva com detetor de 320 filas acoplado ao ECG: implicações para a angiografia por TC e imagens de perfusão. Int J Cardiovasc Imaging 2009; (no prelo).

Lorrie L. Kelley e Connie M. Petersen. anatomia seccional para profissionais de imagiologia. **Edição 2ed.** EUA: Mosby, Inc., uma afiliada da Elsevier Inc. 2007

Richard S. Snell. anatomia clínica por região. 8th edition. Lippinocott Williams & Wilkins: USA. 2008

Romans, Lois E. Computed tomography for technologists. 5th edition. Wolters Kluwer Health|Lippincott Williams & Wilkins: china. 2011

Stanfield, C.L., El. Princípios de fisiologia humana. 18th edition. Pearson/ Benjamin Cummings: São Francisco.2009

Sherif et al. Variantes das artérias coronárias e anomalias congénitas; usando MDCT. Jornal Egípcio de Radiologia e Medicina Nuclear (2015) 46, 885-892

Apêndice 1

Não	Idade	sexo	NÃO. D	NÃO OM	Presença do ramo	Origem RCA	Achado patológico
1.							
2.							
3.							
4.							
5.							
6.							
7.							
8.							
9.							
10							
11							
12							
13							
14							
15							
16							
17							
18							
19							

Apêndice 2

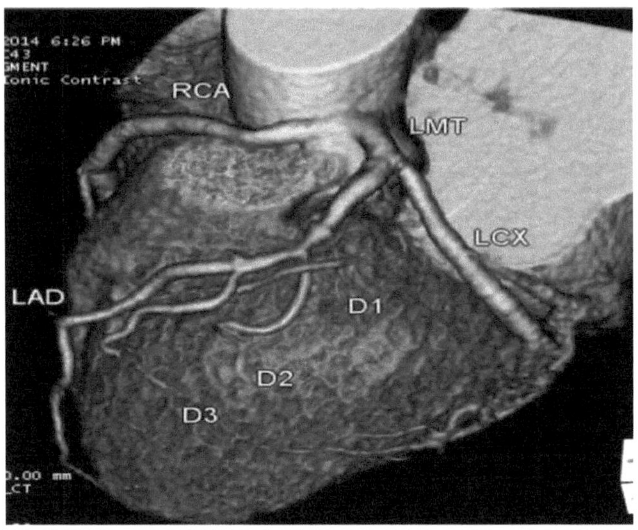

Fig: Mulher de 55 anos apresenta RV 3D que demonstra ACD ectópica com origem na ACV, três artérias diagonais

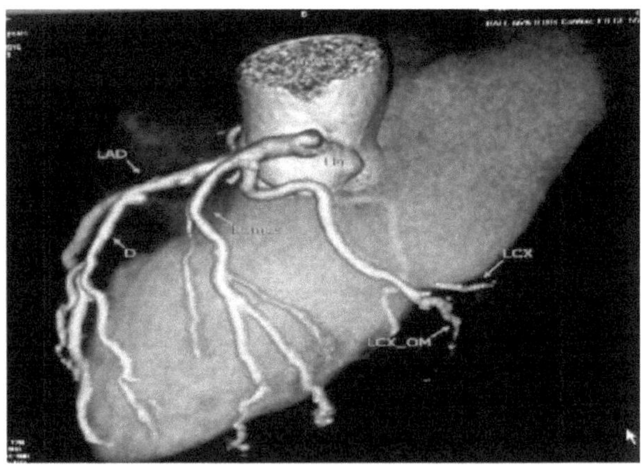

Fig: Homem de 48 anos apresenta RV 3D que demonstra a presença de um ramo intermédio

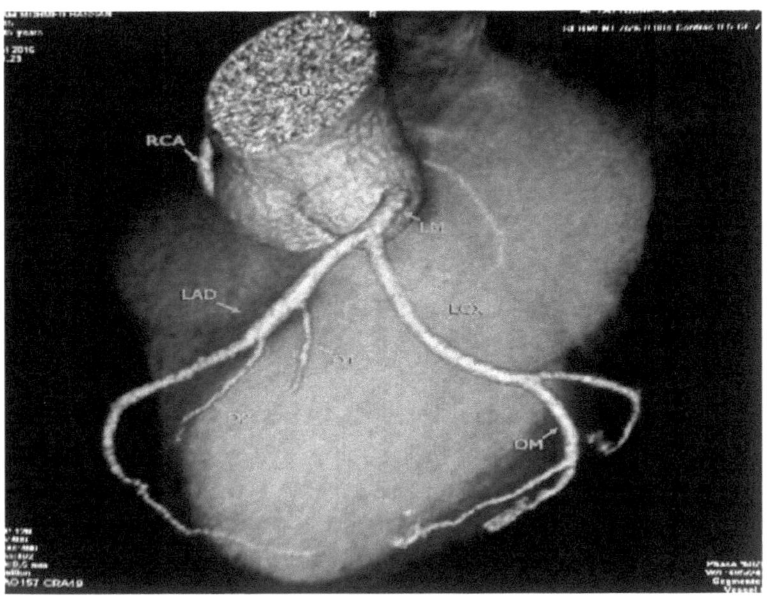

Fig: 50 anos Mulher mostra VR 3D que demonstra duas diagonais

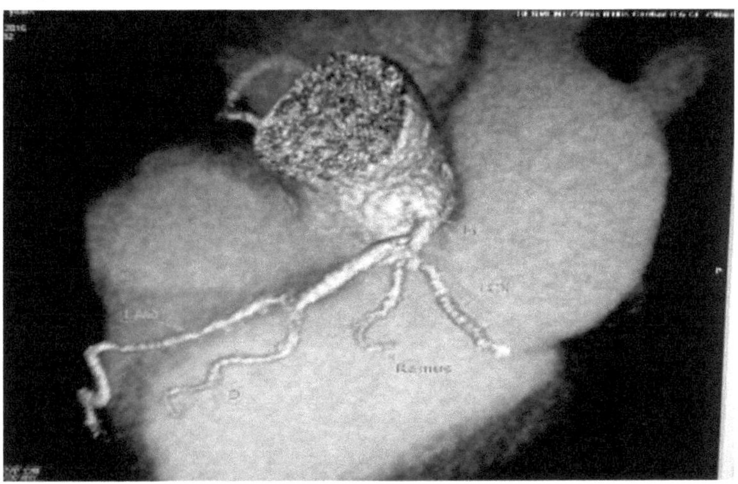

Fig: Mulher de 63 anos apresenta RV 3D que demonstra o ramo e o LCX com ausência da artéria OM

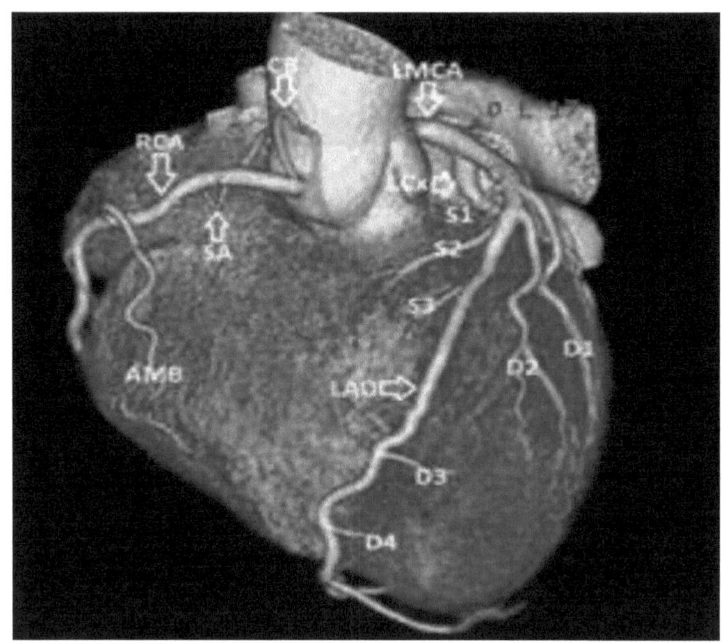

Fig: Mulher de 63 anos mostra RV 3D que demonstra Quatro artérias diagonais

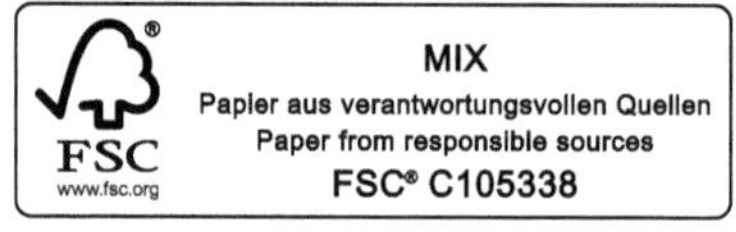

Printed by Books on Demand GmbH, Norderstedt / Germany